新农村

防病知识丛书

艾 滋 病

第2版

主编 郑 宁 姚慧晶

U0288061

人民卫生出版社

图书在版编目（CIP）数据

艾滋病 / 郑宁，姚慧晶主编 . —2 版 . —北京：
人民卫生出版社，2020
（新农村防病知识丛书）
ISBN 978-7-117-30107-7

Ⅰ . ①艾… Ⅱ . ①郑…②姚… Ⅲ . ①获得性免疫缺
陷综合征 – 防治 Ⅳ . ①R512.91

中国版本图书馆 CIP 数据核字（2020）第 097856 号

| 人卫智网 | www.ipmph.com | 医学教育、学术、考试、健康，购书智慧智能综合服务平台 |
| 人卫官网 | www.pmph.com | 人卫官方资讯发布平台 |

新农村防病知识丛书
艾 滋 病
第 2 版

主　　编：郑　宁　姚慧晶
出版发行：人民卫生出版社（中继线 010-59780011）
地　　址：北京市朝阳区潘家园南里 19 号
邮　　编：100021
E - mail：pmph @ pmph.com
购书热线：010-59787592　010-59787584　010-65264830
印　　刷：三河市宏达印刷有限公司(胜利)
经　　销：新华书店
开　　本：850×1168　1/32　印张：2　插页：4
字　　数：47 千字
版　　次：2008 年 1 月第 1 版　2020 年 7 月第 2 版
　　　　　2020 年 7 月第 2 版第 1 次印刷（总第 15 次印刷）
标准书号：ISBN 978-7-117-30107-7
定　　价：20.00 元

打击盗版举报电话：010-59787491　E-mail：WQ @ pmph.com
质量问题联系电话：010-59787234　E-mail：zhiliang @ pmph.com

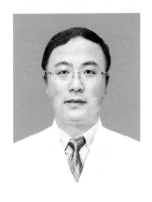

郑宁，现任浙江省金华市人民医院超声介入诊疗中心副主任，主治医师，金华市青年科技奖获得者，金华市321人才。主持浙江省卫生厅A类科技项目1项，金华市科技局重点科研项目3项；参与省市级科技项目5项；获得浙江省医药卫生科技奖2项，金华市科技进步奖3项。以副主编或编委身份参编图书8册，已由人民卫生出版社、浙江科技出版社等正式出版。在核心期刊上发表专业论文12篇。

主编简介

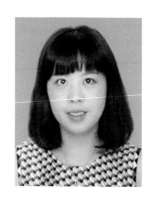

　　姚慧晶,现任浙江省金华市金东区疾病预防控制中心副主任,主治医师。参与(厅)市级重点课题埃立克体病的病原调查研究,斑点热自然疫源地性质和流行风险研究,农村居民乙型肝炎防控研究等重点研究课题,其中以主要完成者之一的身份完成的《农村中学生艾滋病防制干预应用研究》获浙江省医药卫生科技创新奖二等奖。多次获省市区业务管理部门先进和知识竞赛、卫生应急技能竞赛等奖励。参与新农村防病知识丛书第1版的编写工作,丛书已由人民卫生出版社出版。

《新农村防病知识丛书——艾滋病（第2版）》

编写委员会

主　审　夏时畅　郑寿贵

主　编　郑　宁　姚慧晶

副主编　黄礼兰　翁美珍

编　委　(按姓氏笔画排序)

　　　　王　琴　王会存　张子根　郑　宁

　　　　胡跃强　姚慧晶　翁美珍　黄礼兰

　　　　黄维运

插　图　吴　超　郑海鸥

再版序

健康是群众的基本需求。党的十八届五中全会上，党中央提出了"推进健康中国建设"战略。可以预见，未来5年，我国将以保障人民的健康为中心，以大健康、大卫生、大医学的新高度发展健康产业，尤其是与广大农民朋友相关的基层医疗卫生，将会得到更快速的发展。在农村地区，发展与农民相关的健康产业，将大有可为。农民朋友也将会进一步获益，不断提升健康水平。

健康中国，必将是防与治两条腿一起走路的。近年来，随着医疗改革进入深水区，政府投入大量财力以解决群众"看病难、看病贵"的问题，使群众小病不出社区，方便就医。其实，从预防医学的角度来看，病后就诊属于第三级的预防，更有意义的举措应该是一级预防，即未病先防。而一级预防的根基就在于群众健康意识的提升，健康知识的普及，健康行为的遵守。农民朋友对健康的需求是日益迫切的，关键是如何将这种迫切需求转化为内在的动力，在预防疾病、保障健康上作出科学的引导。

这也是享受国务院特殊津贴专家的郑寿贵主任医师率队编写此套丛书的意义所在。自2008年起，该丛书陆续与读者见面，共计汇编18册。时隔8年，为了让这套农民朋友喜闻乐见的健康读本有更强的生命力，人民卫生出版社特约再版，为此，郑寿贵主任召集专家又进行了第2版修订，丰富了内容，更新了知识点，也保留了图文并茂、直观易懂的优点，相信会继续为农民朋友所喜欢。

呼吁每一位读者都积极参与到健康中国的战略实施中，减少疾病发生，实现全民健康。

浙江省卫生和计划生育委员会

序

60多年前,世界卫生组织(WHO)就提出了健康三要素的概念:"健康不仅是没有疾病或不虚弱,且是身体的、精神的健康和社会适应良好的总称。"1989年,WHO又深化了健康的概念,认为健康包括躯体健康、心理健康、社会适应良好和道德健康。1999年,80多位诺贝尔奖获得者云集纽约,探讨"21世纪人类最需要的是什么",这些人类精英、智慧之星的共同结论是:健康!

然而,时至今日,"没有疾病就是健康"仍是很多农民朋友对健康的认识。健康意识的阙如,健康知识的匮乏,健康行为的不足,使他们最易遭受因病致贫、因病返贫。

社会主义新农村建设是中国全面建设小康社会的基础。"要奔小康,先保健康",没有农民的健康,就谈不上全国人民的健康。面对9亿多农民的健康问题,我们可以做得更多!

为满足农民朋友对健康知识的渴求,基层卫生专家们把积累多年的工作经验,从农民朋友的角度出发,陆续将有关重点传染病、常见慢性病、地方病、意外伤害等农村常见健康问题编写成普及性的大众健康丛书。首先与大众见面的是该套丛书的重点传染病系列。该丛书以问答的形式,图文并茂,通俗易懂,相信一定会为广大农民朋友所接受。

我们真诚地希望,这套丛书能有助于农民朋友比较清晰地认识"什么是健康""什么是健康行为""常见病如何预防""生了病该如何对待"等问题,从而做到无病先防、有病得治、病后康复,促进健康水平的提高。

拥有健康不一定拥有一切,失去健康必定失去一切!

中国工程院院士 李连娟

前言

　　艾滋病作为一种严重影响人类健康和社会进步的传染病，已成为全球关注的重要公共卫生问题。我国的艾滋病防治工作，在党和政府的高度重视下，防治工作取得了明显成效。但是当前艾滋病防治形势依然严峻，我国是世界上感染艾滋病毒人数较多的国家之一，疫情还在上升中。

　　针对艾滋病疫情的蔓延，我国对艾滋病的防控工作作出重大举措："扩大检测、扩大干预、扩大治疗"为核心的防治策略不断实施，艾滋病经采供血、注射吸毒、母婴传播等途径传播得到了有效控制，疫情处于低流行水平，但调查发现农村居民对艾滋病的认知水平较低，防范意识还较弱……

　　因此，我们根据农村防治艾滋病情况，认为还需要加强宣传教育，提升全社会对艾滋病的认识水平，提高防范意识。防治艾滋病，就要最大限度发现感染者和患者，进一步降低病死率，逐步提高感染者和患者生存质量；防治艾滋病，就要关爱艾滋病感染者，以零歧视的状态来对待他们，号召全社会一起行动，让他们真实体验到温暖、关爱和包容！

　　本次修订延续了第1版科学、通俗、有效的问答方式，将原来的100问上调为120问，修正和新增了检测咨询、政策关怀、抗病毒治疗等内容，按照文字简明、内容突出、实用性强等要求，用认真、负责、严谨的态度告诉大家如何防控艾滋病。

　　在本书编写过程中，得到了省市卫生系统专家的指导和帮助，在此表示衷心的感谢。同时也要感谢第1版编者及参考与引用国内同行文献与著作的作者,更要感谢郑寿贵主任在精力欠佳的状况下为完成本书修订所作出的巨大贡献。由于本书内容涉及面广,修订时间紧张,编著者水平有限,如有纰漏之处,恳请同行、专家及广大读者不吝赐教。

编者

2020 年 1 月

目录

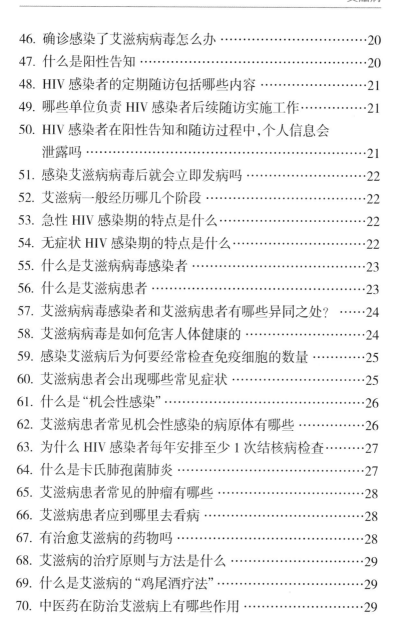

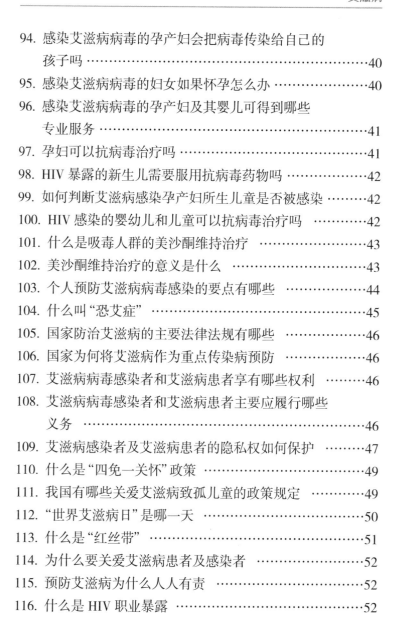

1. 什么是艾滋病

艾滋病即"获得性免疫缺陷综合征"（acquired immunodeficiency syndrome，AIDS），是由艾滋病病毒引起，通过破坏人的免疫系统而引起机会性感染、肿瘤等一系列严重的临床综合征，病死率极高。

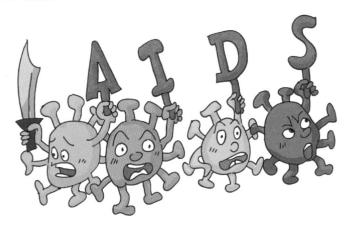

2. 艾滋病是传染病吗

是的。艾滋病病毒能由一个人传染给另一个人，具有传染性，因此，《中华人民共和国传染病防治法》明确将艾滋病列入乙类传染病管理。

3. 为什么艾滋病是人类共同的敌人

艾滋病几乎遍布全球各个国家，其流行不受国界、种族的影响。全球每年新感染艾滋病病毒的人数高达数百万。非洲是受艾滋病影响严重的地区。东欧与中亚是近年来艾滋病感染者增长最快的地区。防治艾滋病不仅仅是某一国家或某一区域的责任,而是人类社会共同的责任,各个国家应联手共同对抗艾滋病。

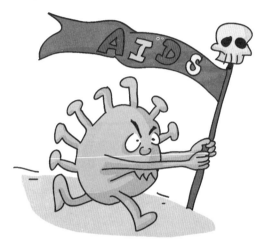

4. 艾滋病是怎样威胁人类社会的

（1）人口死亡率增加,人口期望寿命下降。

（2）家庭解体,收入减少,额外花费增加,使某些儿童变成艾滋病孤儿。

（3）医疗费用增加,医疗服务质量受影响。

（4）入学率下降,劳动力减少。

（5）影响经济增长,增加投资风险,加剧贫困。

（6）影响社会稳定,促使刑事犯罪增加。

5. 艾滋病在我国的流行状况如何

2002 年,联合国艾滋病中国专题组曾以"危险的泰坦尼克号"来形容中国艾滋病防控的严峻形势,认为中国正处在艾滋病灾难的边缘,防控刻不容缓。

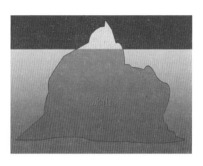

从 1985 年国内发现首例艾滋病病毒感染者至 2018 年 9 月底,全国报告存活艾滋病病毒感染者 85 万,死亡 26.2 万例。估计新发感染者每年 8 万例左右。尚有一定数量的感染者和患者未被检测发现。

6. 什么是艾滋病病毒

艾滋病病毒即"人类免疫缺陷病毒(human immunodeficiency virus,HIV)",其主动攻击人体的免疫细胞,使免疫功能下降。

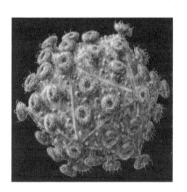

HIV 属逆转录病毒,变异性很强,有 2 个型别,分别为 HIV1 型和 HIV2 型。1 型致病能力强于 2 型,是全球流行株。我国以 1 型流行为主。2 型主要在西非等区域流行,近年在美洲、亚洲有病例增多迹象。

7. 当前我国艾滋病传播有哪些特点

(1)整体上仍处于较低流行水平。

(2)病例报告数明显增加,一是疫情可能上升,二是由于近年来检测力度不断加大,发现并报告了大量的既往感染者。

（3）从具有高危行为的人群向一般人群扩散。

（4）性传播已成为最主要传播途径,男性同性性行为人群感染率持续升高,青年学生感染人数增加较快。

8. 一旦感染艾滋病病毒,终生携带吗

是的。艾滋病病毒一旦侵入人体细胞,病毒将会和细胞整合在一起终生难以消除,目前尚未发现任何一种药物可以清除人体内的艾滋病病毒。

9. 艾滋病病毒对外界的抵抗力强吗

HIV 对外界环境的抵抗力较弱,56℃时 30 分钟即能灭活。对碱、紫外线不太敏感,但对高温、干燥及常用消毒药品如漂白粉、酒精、甲醛、双氧水（过氧化氢）等都十分敏感,可被杀灭。所有能对乙肝病毒有效的消毒和灭活方法都对艾滋病病毒有效。

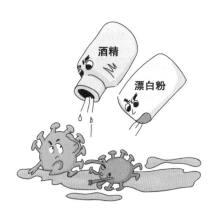

10. 接触艾滋病患者就一定会感染上艾滋病吗

不一定,与艾滋病患者及感染者的日常一般接触不会感染艾滋病。只有接触他们的体液并使体液中的 HIV 进入自己的血液中才会感染上艾滋病。

11. 艾滋病感染者和艾滋病患者的哪些体液有传染性

艾滋病感染者和艾滋病患者的血液、精液、阴道分泌物、乳汁中含有 HIV，接触他们的这些体液就有可能被传染。

12. 艾滋病传播的主要途径是什么

（1）血液传播。

（2）性接触传播。

（3）母婴传播。

有 1 个四口之家，妻子在重病住院中被检出 HIV 阳性，后对其全家检测发现其丈夫与小儿子也都感染了艾滋病，只有大儿子幸免。原来这位妻子在生下大儿子后曾去卖过几次血，很可能就是因卖血而感染了艾滋病病毒，再通过性接触传给了丈夫，在怀孕时又传给了第二个儿子。血液、性、母婴三个传播途径在这一家中都表现了出来。

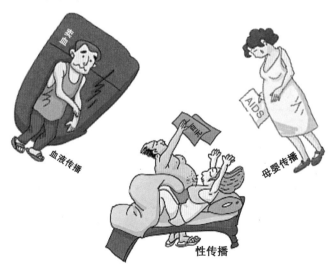

血液传播　性传播　母婴传播

13. 艾滋病病毒传播必须同时具备哪些条件

艾滋病传播只有同时满足"排出""存活""足量""进入"四个要素,才可能被感染。

(1)排出:病毒通过艾滋病病毒感染者的体液排出体外。

(2)存活:事实上,艾滋病毒非常脆弱,无法在空气、水和食物中存活,只有在体外未干竭的血液中可存活数小时。

(3)足量:只有病毒含量很高的血液、精液、阴道分泌液、乳汁、伤口渗出液才能引起传播。

(4)进入:需要接触者身体出现伤口或黏膜破损,让大量存活的病毒通过伤口或破损黏膜处进入身体接触到淋巴系统,并且在不被免疫细胞全部杀光的条件下,不断地复制,才能实现传染。

14. 为什么人人都有可能感染艾滋病

人类对艾滋病几乎没有免疫力,不论肤色、种族、男女、老少,只要有足够量的 HIV 侵入体内都可能成为艾滋病感染者。因此,人人都要增强预防意识,加强自我防护。

15. 哪些人容易感染艾滋病

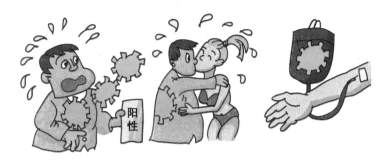

从艾滋病的传播途径看,以下人群容易感染艾滋病:静脉吸毒者、男性同性恋者、卖淫嫖娼者、性病患者、接受输血及其他血制品者、艾滋病患者的配偶亲属或其他性伴侣。这些人群,通常称为艾滋病的高危人群。

16. 目前我国艾滋病的主要传播方式是什么

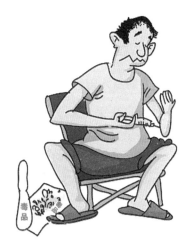

目前我国性传播的艾滋病病例占比在逐渐扩大,成为主要的传播方式。其他途径传播的病例占比在逐渐缩小,输血传播基本阻断,母婴传播处于历史最低水平。

17. 吸毒为什么会传播艾滋病

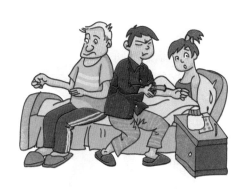

(1)吸毒者常常共用针管、针头,如其中有一人是艾滋病病毒感染者,注射器就会被污染,艾滋病病毒就会在其他吸毒者

中传播。共用注射器已成为静脉吸毒人群感染艾滋病的主要途径。

（2）吸毒者的性行为往往很混乱,性乱交引起 HIV 经性接触途径传播。

（3）吸毒者的体质下降,免疫力低,为艾滋病的感染和发病创造了条件。

18. 为何有人曾经因卖血而感染艾滋病

到非法采血点卖血有可能感染艾滋病。宁夏有位王姓男青年,外出打工时曾在某非法采血站卖血,不幸感染了艾滋病病毒,但他自己并不知情。回到家乡娶妻生子,又使艾滋病病毒传给了妻子与儿子。最终,艾滋病夺去了这一家三口的生命……

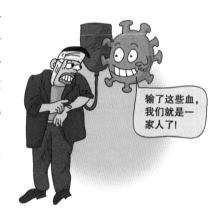

输了这些血,我们就是一家人了!

非法采血点与无偿献血不同,其为了节约成本而对采血器材消毒不严,重复使用;有的单采血浆点还可能在获取需要的成分后将剩余的血液回输给卖血者,此过程血液存在混淆、污染的可能,只要有 1 名卖血者携带 HIV,就会导致 HIV 的扩散传播。

19. 国家为何提倡无偿献血

因为没有了利益的驱使,血液质量得到了提高。并且无偿献血都严格使用一次性无菌采血器材。采血、检测、保存、使用等过程进一步规范,使传染病经输血传播的风险降到了最低。

近年来我国全面实施临床用血艾滋病病毒核酸检测全覆盖,经输血及使用血液制品传播病例接近零报告。

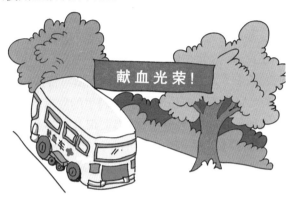

20. 口腔诊疗中为何要高度重视消毒

口腔诊疗中往往有出血现象,常用口腔诊疗器械如口腔机头、磨头、拔牙钳、根管器械等,如果消毒不过关,就会留下疾病传播的隐患。艾滋病、肝炎等就有可能通过消毒不彻底的口腔医疗器械传播。

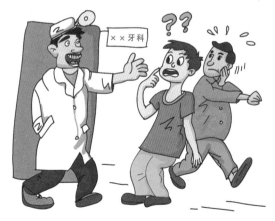

21. 协助处理外伤出血会感染艾滋病吗

企业家权正阳驾车行驶途中遭遇了一场车祸。突如其来的意外让他不顾一切地抱起受伤者往医院赶，受伤者的鲜血汩汩流出，权正阳没有注意到血已经污染了自己手上的伤口——他后来被查出感染了艾滋病病毒。心里的恐惧与特殊的身份地位让他烦恼不已……这是电视剧《失乐园》里的故事。

协助处理外伤出血会感染艾滋病，但几率还是比较低的。感染的条件是：受伤者血液中含有HIV，而帮助者的手上恰巧有破溃伤口。当然为以防万一，在有可能接触他人血液时都应做好防护。

22. 针灸、文身会感染艾滋病吗

针灸、文身时如共用或使用了被艾滋病病毒污染而未彻底消毒的针器就有可能感染艾滋病病毒。

23. 共用牙刷、剃须刀会感染艾滋病病毒吗

会。刷牙时牙龈破损，剃须时皮肤划破等经常发生，会有出血。如果共同使用者中有1人感染有HIV，就有可能使HIV通过血液途径传播。

所以，每个人都应当有自己的专用牙刷、专用剃须刀。

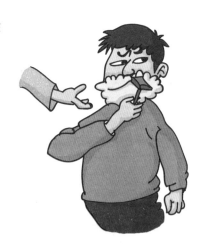

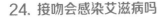

24. 接吻会感染艾滋病吗

社交型的浅接吻不会感染艾滋病。

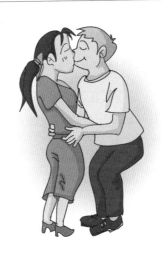

浪漫型的、双方的唇舌绞在一起的深接吻或叫法国式接吻，也只是在理论上存在着感染的可能性。这种感染的可能性只有当双方都有牙龈出血或口腔溃疡时才存在。

25. 性病会增加艾滋病病毒传播的风险吗

会。性病患者感染艾滋病的风险比正常人高 2~10 倍，其中梅毒、生殖器疱疹和软下疳等以生殖器溃疡为特征的性病患者感染艾滋病的危险性更高。这是因为多种性病会在生殖器部位形成炎症或溃疡，而这些有病变的部位给 HIV 敞开了大门，使 HIV 更容易入侵。

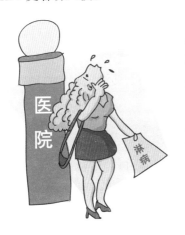

小秀是一位命运坎坷的人，32 岁的青春年华却已永远地画上了句号。在发廊里当洗头工时，她经不住金钱的诱惑出卖起了肉体，没多久就被染上了性病。在小诊所中没有治愈，但她仍继续着性交易，直至被查出感染了艾滋病病毒。政府与疾病预防控制机构给予了她很大的关心，但最后她仍无法接受现实,拧开煤气开关,结束了自己的生命。

26. 男女因性行为而感染艾滋病的风险相同吗

不同,在性交过程中女性感染 HIV 的机会比男性大。这可能与精液中病毒含量较高、阴道黏膜更易损伤及吸收病毒的面积更大有关。

27. 同性恋会不会传播艾滋病病毒

会,主要是男同性恋者。

25 岁的李某与 26 岁的关某,都有着不错的工作,他们是一对男同性恋。在一次卫生部门对同性恋者的艾滋病干预过程中,二人被同时检出感染了艾滋病病毒。

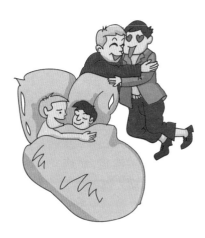

男同性恋更容易感染艾滋病的原因有:①男同性恋者的性行为通常杂乱,性关系的对象常为多人;②男同性恋者的性行为是以口腔和肛门性交方式进行,特别是肛门性交方式更容易造成直肠黏膜破损,从而为艾滋病病毒的侵入提供便利条件。

28. 口腔性交会传播艾滋病吗

会。这是因为一方难免有牙龈炎、口腔溃疡等口腔常见病,另一方的外生殖器又难免在口交时被对方的牙齿划伤,黏膜的破损便于艾滋病病毒渗出或侵入。

29. 咳嗽、打喷嚏会传播艾滋病吗

不会。因为艾滋病病毒不会通过空气或飞沫传播。

30. 共同进餐会传播艾滋病吗

不会。因为艾滋病病毒不能通过消化道进入人的血液循环系统,胃里的酸性消化液能很快杀死病毒。

武汉大学中南医院感染科桂希恩教授就曾将 5 位艾滋病患者接到自己家中,与他们共同进餐、生活,而并没有被感染。

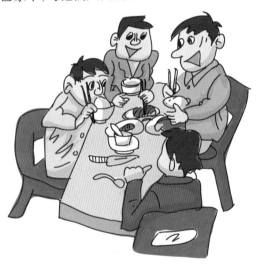

31. 握手、拥抱、游泳、共用被褥、共用马桶等日常生活接触会传播艾滋病吗

不会。一般的日常生活接触不会传播艾滋病。

南京一位姓张的市民因得知与自己一起游泳的人是艾滋病病毒携带者,便连续失眠、烦躁异常。家人和朋友为了让他放弃

臆想,带他去做了 HIV 检测,结果是阴性。其实,与艾滋病患者一起游泳而发生感染几乎是不可能的。

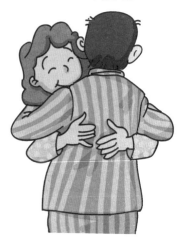

32. 共用工具、办公用具等会感染艾滋病吗

不会。艾滋病病毒不会通过一般性的公共器具传播。

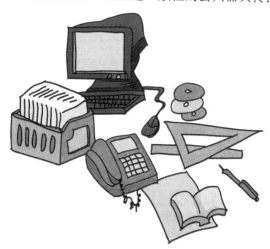

33. 蚊虫叮咬会传播艾滋病吗

不会。这是因为：

（1）HIV在蚊子体内不能存活,且叮咬了HIV感染者的蚊子口器上的HIV数量非常少,远不足以感染其叮咬的下一个人。

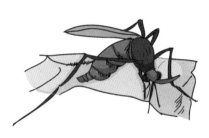

（2）从艾滋病开始流行到现在,所有已被感染的人都是经血、性或母婴垂直途径被感染的,并没有发现因为蚊子叮咬而被感染的。

34. 一个外表看起来"健康"的人会携带艾滋病病毒吗

会。艾滋病病毒从感染到引起人体发病的时间很长,这期间可以不出现明显的症状。

有一位医学硕士自认为艾滋病是件遥远的事情,通过网络、社交不断结识不同的女性,并发生性关系。他根据自己的感觉,在判断对方健康时就不用安全套,可能不健康时才使用安全套,然而艾滋病病毒还是悄悄地进入了他的身体。

一个人是否感染了艾滋病病毒,不能根据外表判断,必须通过检测才能确定。

35. 如何确定一个人是否感染了艾滋病病毒

最好的办法是先到当地的医疗卫生机构进行血液HIV抗体初筛检测。如抗体初筛检测呈阳性反应,血样将送确证实验室进行确证检测,确证试验仍呈阳性的,方可以确诊为艾滋病病毒感染。

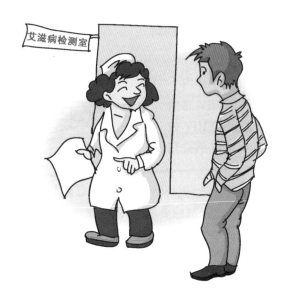

36. 什么是艾滋病快速检测

艾滋病的快速检测法,即"金标法",对发现 HIV 感染者非常有帮助,金标法是国际上较为先进的灵敏、特异、快速、简便、准确的体外诊断方法,测定结果仅凭特制的检测试纸在短时间内即可获得。快速检测可以作为筛查 HIV 感染者 HIV 感染状态的第一步,如果为阳性,可以进一步与 HIV 感染者进行咨询,以便安排进行确证检测的相关事宜。

37. 通常哪些医疗卫生机构开展 HIV 抗体检测

各级疾病预防控制中心、国境卫生检疫机构、血站和血液中心、具备 HIV 抗体实验室检测初筛资格的医疗单位,均开展 HIV 抗体检测。

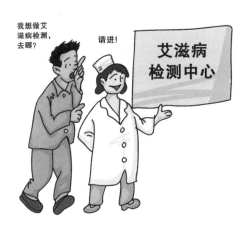

38. 怀疑自己被感染时,可去哪里免费咨询检测

2003 年以来,我国一直在医院和疾病预防控制系统大力推广和促进"艾滋病自愿咨询检测(HIV voluntary counseling testing, VCT)"的免费服务,即求询者主动寻求的 HIV 检测与咨询服务。

艾滋病自愿咨询检测,是鼓励有危险行为的人进行自愿的艾滋病检测,并在检测前后为受检者提供咨询以及相应的治疗、关怀、支持和干预的综合服务,且严格执行保密制度。

39. 为什么要进行自愿咨询检测

当您怀疑自己有可能被感染,那么去进行咨询检测是明智之举,利己利人。因为自愿咨询检测,一是有助于及时发现 HIV 感染,对治疗十分有利,起到延缓发病,提高生活质量的作用;二是为受检者

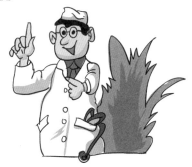

（特别是感染者）提供心理支持；三是可促使受检者减少危险行为，降低家庭内、社会上的传播。

40. 哪些人更需要进行艾滋病检测

（1）有过不安全性行为者（如婚外性行为、多性伴、男男同性行为等）。

（2）与他人共用注射器静脉注射吸毒者。

（3）既往有偿卖血者。

（4）怀疑接受过不洁输血、使用过未经严格消毒的注射器或可刺破皮肤的器械的人员。

（5）有破损的皮肤黏膜，不慎接触到被艾滋病病毒污染的血液和其他体液。

（6）艾滋病病毒感染者和患者的配偶、子女。

（7）出现体征或症状提示有可能感染了 HIV 的个人。

41. 确定是否感染艾滋病病毒的最佳检测时间是什么时候

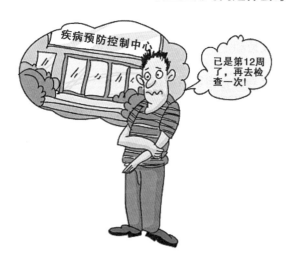

怀疑感染,应在高危行为发生后的第 5~6 周,到有关机构进行 HIV 抗体检测。如果为阴性,建议在第 12 周时再检测 1 次,以排除窗口期的可能。如再次阴性就基本可排除 HIV 的感染。

42. 艾滋病病毒抗体检测结果为阳性说明什么

HIV 抗体确认试验阳性说明受检者已经感染了艾滋病病毒,并有可能将病毒传染给他人。是艾滋病病毒感染者还是艾滋病患者,则要经过临床检查和有关检验才能诊断。

43. 艾滋病病毒抗体检测结果为阴性说明什么

需区别判断,一种可能是受检者没有感染艾滋病病毒;另一种可能是受检者虽受到艾滋病病毒感染,但抗体还不能检测到,仍处在窗口期内。如果确实有过高危行为应在高危行为后 3 个月时再检测一次。

44. 什么是"窗口期"

从 HIV 侵入人体到外周血液中能够检测出 HIV 抗体的这段时间,称为"窗口期"。一般为高危行为后的 2 周至 3 个月。"窗口期"的存在导致艾滋病感染者的 HIV 抗体检测结果可能为阴性。所以对近期有过高危行为的人,一次实验结果阴性不能轻易排除感染的可能,应隔 3 个月再检查一次。

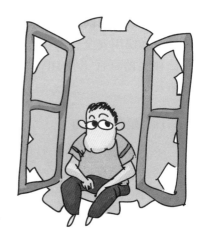

45. 窗口期是否具有传染性

有传染性,虽然血液中检测不到病毒抗体,但艾滋病病毒无疑是存在的。

46. 确诊感染了艾滋病病毒怎么办

得知自己感染艾滋病病毒后,很多人都会陷入绝望之中。考虑这种心理,艾滋病的检测结果都会由经专业培训过的医务人员进行告知。而在此交谈中,医生会告诉感染者,感染 HIV 后并不会立即发病,在数年甚至十余年的无症状期中完全可以像正常人一样的生活、工作,可以做很多有意义的事情,只需要注意一些细节以防止传给他人即可,从而重新燃起生活的希望。

艾滋病病毒感染者与患者最重要的是学会坚强地面对人生,懂得珍爱生命。日常生活中尽可能做一些积极的事:①保持乐观情绪,合理营养,适当锻炼,避免再次感染其他疾病;②遵从医生嘱告,定期就医,配合治疗;③根据法律,需如实将自己感染 HIV 的事告诉配偶或性伴侣,并坚持正确使用安全套;提醒自己有法律上的责任不将 HIV 传染给他人。

47. 什么是阳性告知

在艾滋病病毒(HIV)抗体确证试验或核酸试验检测结果阳性后,由首诊单位或首诊所在地疾病预防控制机构的随访人员对其进行阳性告知、医学咨询、

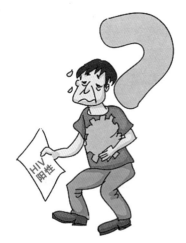

转介和行为干预。随访人员会介绍艾滋病的相关知识；国家艾滋病相关政策,明确责、权、利;并提供必要的咨询和转介,促使其能够顺利接受后续随访和抗病毒治疗等相关服务。

48. HIV 感染者的定期随访包括哪些内容

在完成阳性告知之后,感染者现住址所在地随访实施单位的随访人员对其进行定期随访,内容包括医学咨询、行为干预、配偶 / 固定性伴的告知和 HIV 检测、CD4 细胞检测、结核病筛查和检查等,并按照其不同需求将其转介至相应的工作平台(抗病毒治疗、美沙酮维持治疗、结核病检查、母婴阻断等)。

49. 哪些单位负责 HIV 感染者后续随访实施工作

HIV 感染者的后续随访工作由艾滋病抗病毒治疗定点医疗机构、基层医疗卫生机构、疾病预防控制机构等负责完成。

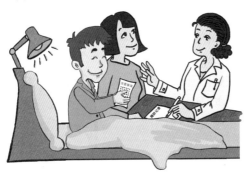

50. HIV 感染者在阳性告知和随访过程中,个人信息会泄露吗

根据《艾滋病防治条例》规定,对随访对象的个人信息实行严格保密。随访人员需与随访实施单位签署"咨询 / 随访责任书"和"保密协议书"。严格遵守随访的工作原则和要求,具有

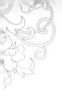

爱心、责任心、一定的社会经验以及咨询、沟通技能,对感染者不评判、不歧视。

51. 感染艾滋病病毒后就会立即发病吗

不会,通常情况下,感染艾滋病病毒后平均要经过 8~10 年的无症状期才发展成为艾滋病患者。

52. 艾滋病一般经历哪几个阶段

艾滋病感染后的病程一般分为:急性 HIV 感染、无症状 HIV 感染和艾滋病患者三个阶段。

53. 急性 HIV 感染期的特点是什么

一般在感染后 2~6 周出现类似感冒的症状,如发热、寒战、咽痛、肌肉疼痛、头痛、胃肠道功能紊乱等,不治疗症状也能自行缓解。

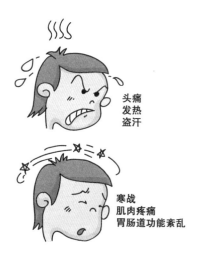

头痛
发热
盗汗

寒战
肌肉疼痛
胃肠道功能紊乱

此时因体内 HIV 抗体尚未产生足够的量,所以血中检测不出抗体,但已具有传染性,可将病毒传染给他人。

54. 无症状 HIV 感染期的特点是什么

患者急性感染期后即进入了此期,除全身淋巴结可能出现肿大外,可无其他症状,与常人无异。除非此时进行 HIV 抗体检测,否则不能判断感染了艾滋病病毒——无症状 HIV 感染者因其隐蔽性而传播威胁最大。

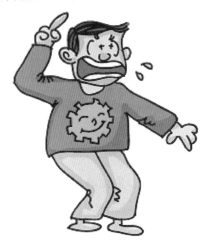

55. 什么是艾滋病病毒感染者

艾滋病病毒感染者是指处于急性 HIV 感染期、无症状 HIV 感染期的患者。艾滋病病毒感染者的体内免疫系统与艾滋病病毒相互抗衡，未遭受严重破坏，所以临床症状不明显。

一个人是否感染了 HIV 只靠外表与交谈是判断不出来的，在感染初期他们几乎与常人无异。

56. 什么是艾滋病患者

随着 HIV 在感染者体内大量复制，人体的免疫系统被逐渐破坏，以至于不能维持最低的抗病能力并产生一系列临床症状。此时，艾滋病病毒感染者就发展为艾滋病患者。

艾滋病患者在无治疗的情况下一般会在 6 个月至 2 年内死亡，平均存活期为 9 个月左右。但随着抗逆转录病毒药物的应用，艾滋病患者的存活期已得到延长。

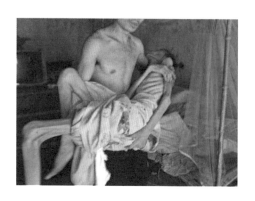

57. 艾滋病病毒感染者和艾滋病患者有哪些异同之处?

二者之间的相同之处在于体内都有艾滋病病毒存在,都具有传染性。

不同之处在于艾滋病患者已经出现了明显的临床症状,而艾滋病病毒感染者还没有出现明显的临床症状。

58. 艾滋病病毒是如何危害人体健康的

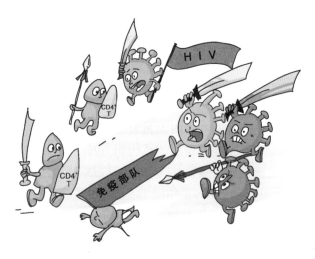

HIV 破坏人体免疫系统(主要攻击 CD4$^+$T 淋巴细胞),导致抵抗力下降,从而发生多种感染性疾病与肿瘤等。

59. 感染艾滋病后为何要经常检查免疫细胞的数量

医生会经常建议艾滋病病毒感染者及患者检查免疫细胞的数量,主要是 CD4$^+$T 细胞的数量。

通过 CD4$^+$T 细胞的数量的检测,可以了解 HIV 感染后人体的免疫系统破坏状况以及病情进展情况。如果在使用抗病毒药物的前后检查,还有助于掌握药物的治疗效果。

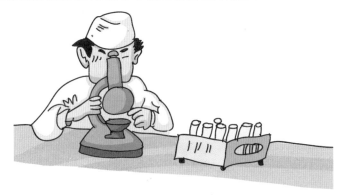

60. 艾滋病患者会出现哪些常见症状

外出打工的小宋最近经常发热、拉肚子,身体也瘦了很多。他还以为自己是水土不服,然而去医院看病却被检出是感染了艾滋病病毒,并且是艾滋病患者。

艾滋病患者因免疫力差会出现各种各样的症状,主要有:

(1)原因不明的免疫功能低下。

(2)持续不规则低热超过 1 个月。

(3)持续原因不明的全身淋巴结肿大(淋巴结直径大于

1 厘米）。

（4）慢性腹泻多于 4 次 / 日，3 个月内体重下降大于 10%。

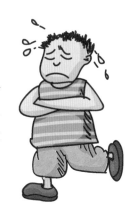

（5）合并有口腔念珠菌感染、卡氏肺孢菌肺炎、巨细胞病毒（CMV）感染、弓形虫病、隐球菌脑膜炎，进展迅速的活动性肺结核、皮肤黏膜的卡波西（Kaposi）肉瘤、淋巴瘤等。

（6）中青年患者出现痴呆症。

61. 什么是"机会性感染"

对健康人体无明显致病作用的微生物在人体抵抗力下降时引起的感染，称为机会性感染。引起机会性感染的病原体致病力并不强，在机体抵抗力正常时，并不致病。而艾滋病患者的抵抗力极低，很容易发生机会性感染。

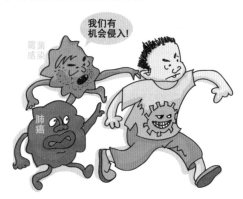

62. 艾滋病患者常见机会性感染的病原体有哪些

目前发现造成艾滋病患者机会性感染的病原体约有十余

种,如卡氏肺孢菌、弓形虫、新型隐球菌、念珠菌、单纯疱疹病毒、鸟型胞内分枝杆菌、巨细胞病毒、隐孢子虫等。卡氏肺孢菌肺炎是艾滋病患者的一个常见死因。

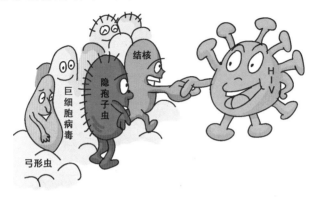

63. 为什么HIV感染者每年安排至少1次结核病检查

HIV病毒感染者,一旦与排菌的肺结核病患者接触,就很容易感染结核病,并迅速恶化与扩散。还有医学资料显示,肺结核病缩短了艾滋病病毒感染者的期望寿命;反过来艾滋病病毒也攻击免疫系统,从而促进结核菌的传播,并使得许多结核菌携带者最终发展为肺结核病患者。事实上,近年来肺结核病与艾滋病交互作用的趋势十分明显,目前全世界大约每3个艾滋病病毒感染者中就有1个人同时得了肺结核病。

64. 什么是卡氏肺孢菌肺炎

卡氏肺孢菌肺炎是由肺孢菌引起的间质性肺炎,是艾滋病患者的最常见并发症,也是主要的致死原因。过去认为卡氏肺孢菌属原虫,现已证实是一种真菌,经呼吸道传播。艾滋病患者并发卡氏肺孢菌肺炎时会出现发热、干咳、呼吸困难、皮肤黏膜发紫等症状,逐渐加重,多因呼吸衰竭而死亡。

65. 艾滋病患者常见的肿瘤有哪些

艾滋病患者最常见的肿瘤为卡波西肉瘤,表现为皮肤出现深蓝色或紫色的斑丘疹或结节。其次为淋巴瘤,肝癌、肾癌等也不少见。

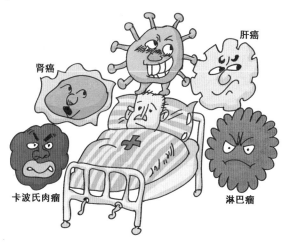

66. 艾滋病患者应到哪里去看病

艾滋病患者应到卫生行政部门指定的抗病毒治疗定点医院诊治,一般是县级及以上的综合性医院。切不可听信街头游医乱治,避免贻误病情。

67. 有治愈艾滋病的药物吗

就目前而言,艾滋病仍无有效治愈的药物,也没有有效的疫苗用于预防。

68. 艾滋病的治疗原则与方法是什么

艾滋病的治疗原则一般为抑制或杀灭病毒、增强免疫功能、抗感染、抗肿瘤。

目前常用的治疗方法有:抗逆转录病毒治疗、各种机会性感染的治疗、免疫调节治疗、对症和营养支持治疗、中医药治疗。

69. 什么是艾滋病的"鸡尾酒疗法"

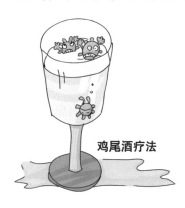

鸡尾酒疗法

鸡尾酒疗法是 1996 年 7 月美籍华裔科学家何大一在国际艾滋病学术会议上提出的混合药物治疗方法。即用蛋白酶抑制剂和逆转录酶抑制剂联合治疗艾滋病,已取得了较好的效果。经过治疗大部分早期 HIV 感染者血液中检测不到 HIV;晚期 HIV 感染者治疗后血液中病毒载量降低,部分患者的病情明显好转,这说明联合治疗有效控制了 HIV 复制,减少了机会性感染的发生。但是鸡尾酒疗法也不尽完美,不能完全杀灭 HIV,且价格昂贵,副作用很大。

70. 中医药在防治艾滋病上有哪些作用

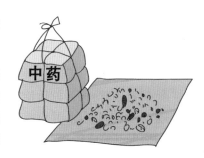

中药

有研究表明,相对西医药,中医药在增强免疫系统功能、缓解临床症状、治疗某些相关机会性感染、减轻抗病毒药物的某些不良反应等方面,具有明显优势。

艾滋病归属中医"疫病""虚劳"等范畴,多由疫毒侵袭、耗伤正气、日久全身气血阴阳失调、脏腑功能受损而发病,中医临床采用病证结合治疗可以扶正祛邪、改善症状、延缓发病及减毒增效等。但需特别注意的是,服用中草药与抗病毒药的间隔时间应在 1 小时以上。

71. 哪些人可以得到免费抗病毒药物

2016 年 6 月,原国家卫生和计划生育委员会下发通知,对于所有艾滋病病毒感染者均可提供抗病毒治疗。只要有意愿且无治疗禁忌证、符合免费治疗条件的感染者和患者都可以进行免费抗病毒治疗。

蓝云是一名来自农村的打工者,也是一位艾滋病患者。在因病治疗期间,她失去了工作,家庭更是入不敷出,幸而政府的免费抗病毒药物治疗政策及时缓解了燃眉之急,并有效控制了病情,不久她又回到了工作岗位上。

72. 我国为什么要开展免费艾滋病抗病毒药物治疗

国家免费艾滋病抗病毒药物治疗的总目标是降低我国 HIV 感染者的发病率和病死率,并通过有效抗病毒治疗减少 HIV 传播。

73. 抗病毒治疗期间,如果因为工作等原因需长期居住外地怎么办

抗病毒治疗:按照就近治疗原则,HIV 感染者流动时,定点医院会启动转诊制度,并由流动地和流入地的随访人员按照相关规定协助其完成转介发药和后续随访。

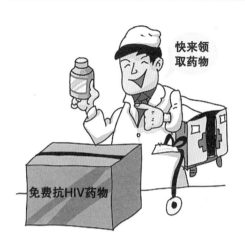

快来领取药物

免费抗HIV药物

74. 什么是抗病毒治疗定点医院的"一站式"服务

开展艾滋病抗病毒治疗"一站式"服务项目,即将已确诊的艾滋病感染者直接转诊至艾滋病抗病毒治疗定点医院,定点医院提供专业的抗病毒治疗、耐药检测、感染者和患者机会性感染疾病的筛查、抗机会性感染等综合干预服务,可提高艾滋病抗病毒治疗的时效性、可及性及服务满意度。

75. HIV 感染者为什么不能擅自停止服用抗病毒药物

在治疗过程中中途停药可能会导致病毒反弹,耐药产生,疾病进展,因此抗病毒治疗遵循的是不间断原则。但是有许多原因需要暂停或长期停止抗病毒治疗,无论是药物调整或治疗停止都必须在专业的医师的指导下进行,必须采取一种相对安全的方式,HIV 感染者不能擅自停止服用抗病毒药物。

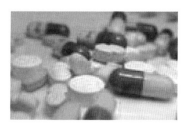

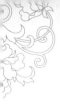

76. HIV 感染者可以打预防针吗

HIV 感染者可以接种灭活疫苗或成分抗原疫苗,例如肺炎球菌疫苗、流感疫苗以及乙肝疫苗等。但不建议接种减毒活疫苗,如卡介苗、脊髓灰质炎减毒活疫苗、乙脑减毒活疫苗、甲肝减毒活疫苗等。

77. 艾滋病感染者及患者的饮食应如何

艾滋病感染者及患者应以高蛋白质和高热量饮食为主,并遵循"多样、少量、卫生、均衡"的饮食原则。

（1）吃适量的高蛋白质食物:如鱼虾、家禽、蛋类、牛奶及乳制品、豆类及豆制品等。应尽量少吃高脂肪的食物,少吃甜食。

（2）补充维生素和矿物质:应多吃新鲜的水果和蔬菜。

（3）注意饮食卫生:由于艾滋病病毒感染者和患者的免疫功能较差,平时应格外注意饮食卫生,不吃不洁净的生食或半生不熟的食物。

（4）按时吃饭。有时并不感到饥饿,或由于药物副作用或心情不佳等原因,吃不下饭。此时,必须强迫自己按时进食,只有这样才能使自己有充足的营养并保持足够的体力。

78. 感染了艾滋病病毒应该怎么做才能延长寿命,提高生活质量

对艾滋病病毒感染者及艾滋病患者而言,最重要的是要建立积极的生活态度,主动配合正规治疗。当然,获得家庭和社会的关爱,吃各种各样有营养的食物,适当锻炼,也很重要。

艾滋病患者老董在发现自己感染艾滋病病毒后一直在疾病预防控制中心工作人员的指导下乐观地生活,改掉了一些不良

的生活习惯,并按时进行复查。在符合抗病毒治疗条件后一直接受免费的治疗,4年过去了,病情依然控制得很好。

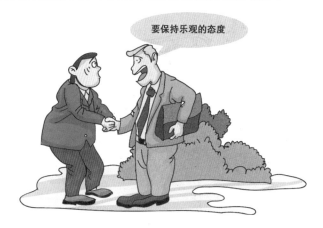

要保持乐观的态度

79. 感染了艾滋病病毒后还能参加工作吗

在长达数年的无症状 HIV 感染期间,感染者可以像正常人一样生活。就像朱力亚,她在感染后仍乐观地生活,并勇敢地公开自己感染艾滋病的病情,出版《艾滋女生日记》,以警示其他大学生。此外,她还在社会上谋职,做一些力所能及的工作,使生活更加充实,存在更有价值。其实,适度的工作对感染者十分有益,不仅是谋生的需要,也是一种精神上的寄托。需要注意的是,工作中要避免各种外来致病菌的感染,避免劳动强度大和作业时间长的工作。

80. 艾滋病家庭该如何防护艾滋病

为了预防感染,作为与艾滋病病毒感染者或患者接触最密切的亲属,需要掌握有关艾滋病的防护知识,防止感染上艾滋病病毒。如果他(她)是自己的配偶,那么每次发生性行为时,都要正确地选用优质的安全套,以预防感染。如自身暴露部位有伤口,要注意避免直接接触感染者或患者的体液。

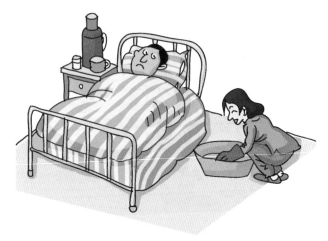

81. 如何面对家庭成员中的艾滋病病毒感染者

家人的鼓励和爱护通常是艾滋病病毒感染者及患者最重要的精神支柱。亲情会有效降低艾滋病带来的伤痛。鼓励艾滋病病毒感染者乐观地生活,做些力所能及的事。千万不要歧视他们、抛弃他们。家人要多学习艾滋病有关知识,懂得交谈、握手、共同进餐等一般生活接触不传播 HIV;不与艾滋病病毒感染者共用牙刷、剃须刀等物品,在过性生活时应使用安全套,以防止被感染上艾滋病。

船员老张在远航期间禁不住诱惑找刺激,但也把艾滋病给带了回来。发现自己感染后,老张和他的家人与疾病预防控制中心的工作人员多次咨询、交谈,慢慢解开了大家的心结,并在日常生活中采取了一些必要的防范措施。现在这一家依然其乐融融,老张还经常带着孙子去公园玩耍呢。

82. 不慎接触到艾滋病病毒感染者及患者的体液后应如何处理

（1）用肥皂和水清洗被污染的皮肤，用生理盐水冲洗黏膜。

（2）如有伤口应从近心端向远心端轻柔挤压，尽可能挤出损伤处的血液，用肥皂水或清水清洗。

（3）受伤部位的消毒，伤口应用消毒液（如 75% 乙醇、0.2%~0.5% 过氧乙酸、0.5% 碘伏等）浸泡或涂抹消毒，并包扎伤口。被暴露的黏膜，应用生理盐水或清水冲洗干净。

（4）与当地疾病预防控制中心联系和咨询。

83. 针对艾滋病病毒的消毒方法有哪些

用常用消毒剂消毒：对不宜煮沸的物品如体温表、家具表面等，可用 2% 戊二醛、75% 乙醇、漂白粉等进行浸泡或擦拭消毒。

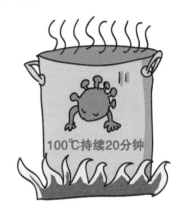

用加热方式消毒：如辅料、纱布、衣物等，加热 100 摄氏度持续 20 分钟，或用高压蒸汽消毒法消毒。

84. 如何处理艾滋病患者用过的物品

（1）患者用过的药品、纱布、棉签、不再使用的衣物等废弃物，可焚烧处理。

（2）有价值的衣物、地毯、毛毯等：可在漂白粉溶液中浸泡 30 分钟后，用常规方法洗涤，在阳光直射的条件下晒干。如果衣物上沾有固体污物（患者的血液凝块或排泄物），应先戴手套除去污物再洗涤,在洗涤时与其他衣物分开。

（3）床和其他家具:用漂白粉溶液或过氧乙酸溶液彻底擦拭;床垫外套、床上用品可拆下后在漂白粉液中浸泡30分钟后,用常规方法洗涤;床垫可在太阳下反复暴晒。

（4）陶瓷、玻璃、金属器皿:常规的洗涤方法（用热水加市场上出售的餐具洗涤剂）洗涤即可。如果发现某一器皿已被患者体液污染,应先于其他餐具用家用消毒剂仔细清洗。

85. 目前有能预防艾滋病感染的疫苗吗

国内外有关机构和专家虽多年来一直致力于研制预防艾滋病的疫苗,但是至今尚未生产出一种有效、安全,又能广泛应用的艾滋病疫苗投入市场。

86. 怎样预防经血液传播艾滋病

（1）远离毒品,已有毒瘾者应尽量不要静脉吸毒,静脉吸毒者不要与他人共用注射器。

（2）尽量避免使用血液或血制品,必须使用时,要使用经HIV抗体检测的血液和血制品;避免不必要的注射,必须注射时应使用一次性或经过严格消毒的输液器。

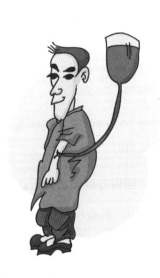

（3）不与他人共用牙刷、剃须刀等用品,不到消毒不严格的理发店、美容院剃须、修脚、文身等。

（4）不要在地摊游医处拔牙、镶牙或穿耳孔、针灸。

87. 怎样预防经性行为传播艾滋病

（1）洁身自爱、遵守性道德是预防经性途径传染艾滋病的根本措施。

（2）进行安全的性行为,每次发生性行为时都正确使用安全套。

（3）及时、规范地治疗性病可大大降低感染艾滋病病毒的风险。

88. 安全套是如何使人们免受 HIV 感染的

安全套,是一种乳胶薄膜套。用时套在勃起的男性阴茎上,射精后把精液滞留在套内。有这层薄膜,就可使病毒无法进入对方的黏膜,避免传染。

经国际有关研究证明,正确使用安全套对经性途径传播艾滋病病毒的阻断率几乎可以达到100%。

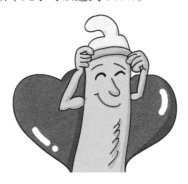

89. 使用安全套可以预防哪些传染病

使用安全套可以有效预防经性行为感染的疾病,如乙型肝炎、性病、艾滋病等。

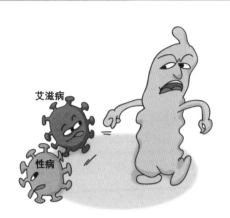

90. 为何有个别人使用安全套后仍感染了艾滋病

安全套的保护作用是很强的,但如果不是每次性生活时都使用安全套,或安全套老化、破裂、脱落、厚度与弹性差、选择不当,或精液溢出等,都有可能造成防护失败。建议在使用前应详细阅读说明,正确使用。

91. 如何正确使用安全套

（1）打开包装袋时,小心开包,注意指甲、珠宝、饰物等硬物不要划破安全套。

（2）掐住安全套顶端,挤出气体,为储存精液留出一点空间。

（3）将安全套套在勃起阴茎的顶端。

（4）掐住安全套顶端,自上而下展开,套住整个阴茎,直至根部。

（5）射精后掐住安全套的开口

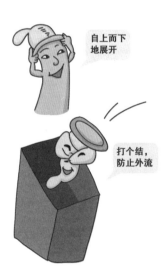

自上而下地展开

打个结,防止外流

端,并在阴茎疲软之前退出阴道,摘掉安全套时要避免精液流出。

（6）将使用后的安全套打结,防止精液外流。如不方便打结可直接用卫生纸包好后丢到垃圾桶中,洗手。

92. 使用安全套时应注意哪些问题

（1）每次性接触时,使用新的安全套,不重复使用一个安全套。

（2）不使用超过有效期的安全套。

（3）使用前要注意检查外观,如果安全套发黏、破损,不要使用。

（4）避免把安全套长期存放在皮夹、手袋中,避免受热。

（5）使用水质润滑剂,不使用油质润滑剂（如凡士林或润滑脂等）,因为油性物质可以造成安全套的破坏。

93. 艾滋病病毒感染者和艾滋病患者结婚有什么规定

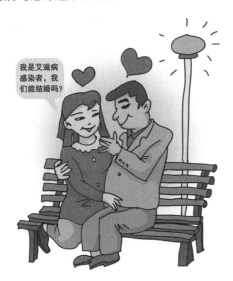

《艾滋病防治条例》规定:艾滋病病毒感染者、艾滋病患者及其家属享有的婚姻、就业、就医、入学等合法权益受法律保护。

《关于对艾滋病病毒感染者和艾滋病病人的管理意见》规定:"艾滋病病人应暂缓结婚,艾滋病病毒感染者如申请结婚,双方应接受医学咨询。"艾滋病病毒感染的一方应该告诉对方自己是艾滋病病毒感染者,不应隐瞒、欺骗对方。

94. 感染艾滋病病毒的孕产妇会把病毒传染给自己的孩子吗

会,这种传播在医学上称为"垂直传播""母婴传播",主要在以下阶段存在传播可能:

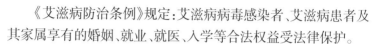

(1)怀孕时,HIV 通过胎盘进入婴儿体内。

(2)分娩中,由于胎膜早破(超过 4 小时)、绒毛膜炎症、阴道分娩、产科的辅助操作(如使用产钳)等导致艾滋病病毒进入婴儿体内。

(3)哺乳期,母乳中存在病毒,尤其是早期的乳汁传染性更强。

95. 感染艾滋病病毒的妇女如果怀孕怎么办

为了宝宝的健康,一般建议其终止妊娠,但是否终止妊娠还是按孕妇本人意愿而定。

对要求继续妊娠的艾滋病病毒感染的孕妇,在知情同意和医生的指导下,国家将为其免费提供抗病毒药物,以降低 HIV 传播的可能。目前有一些措施能降低将艾滋病病毒传染给孩子的风险,比如抗病毒治疗。国内外研究显示,发展中国家的艾滋病病毒感染孕妇如果不做有效的干预,其母婴传播率可达

30%~40%。如果采用综合的干预措施,包括怀孕期间按照医生的要求进行检查服药、分娩期对产妇和新生儿进行规范医疗处置、产后的母子用药和人工喂养等,将有可能将母婴传播率降到2%~3%。

婴儿出生后,因母乳喂养同样也可造成 HIV 传播,故提倡人工喂养,尽量避免母乳喂养,杜绝混合喂养。

96. 感染艾滋病病毒的孕产妇及其婴儿可得到哪些专业服务

可从当地妇幼保健机构获得预防艾滋病母婴传播的咨询、产前指导、阻断、治疗、产后访视、婴儿随访、检测等服务。

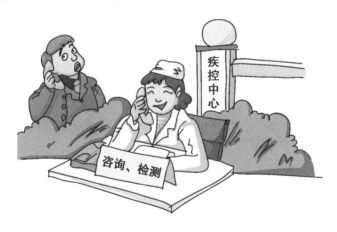

97. 孕妇可以抗病毒治疗吗

目前推荐对所有 HIV 感染的孕妇,一旦诊断,无论病毒载量高低和 CD4 水平如何,均应立即进行抗病毒治疗。而且无论感染 HIV 的女性处在疾病的哪一阶段,在妊娠期、分娩期及哺乳期均推荐抗病毒治疗,这种方法不仅发挥了抗病毒的作用,保护了孕妇的健康,同时又兼顾了在妊娠期、分娩期和哺乳期预防

HIV 通过母婴途径传播。

98. HIV 暴露的新生儿需要服用抗病毒药物吗

所有 HIV 暴露的新生儿,无论母亲是否接受抗病毒治疗,都应该短期服用抗病毒药物来进行母婴阻断。

99. 如何判断艾滋病感染孕产妇所生儿童是否被感染

负责艾滋病感染孕产妇所生儿童随访服务的医疗卫生机构按照儿童感染早期诊断检测时间和技术要求采集血样,及时送省级妇幼保健机构,省级妇幼保健机构接收血样后转送至省级艾滋病确证中心实验室或国家艾滋病参比实验室进行检测。

为艾滋病感染孕产妇所生婴儿在其出生后 6 周及 3 个月(或其后尽早)采血进行艾滋病感染早期诊断检测。如 6 周早期诊断检测结果呈阳性反应,则之后尽早采集血样进行第 2 次早期诊断检测,两次不同时间样本检测结果均呈阳性反应,报告"婴儿艾滋病感染早期诊断检测结果阳性",确定儿童感染艾滋病,及时转介婴儿至儿童抗病毒治疗服务机构。两次不同时间(其中至少一次于婴儿满 3 个月后采血)样本检测结果均呈阴性反应,报告"婴儿艾滋病感染早期诊断检测结果阴性",婴儿按照未感染儿童处理,继续提供常规儿童保健随访服务。

艾滋病感染孕产妇所生儿童未进行艾滋病感染早期诊断检测或早期诊断检测结果阴性者,应当于 12 月龄、18 月龄进行艾滋病抗体检测,以明确艾滋病感染状态。

100. HIV 感染的婴幼儿和儿童可以抗病毒治疗吗

及时治疗可以有效减低 HIV 感染儿童尤其是婴幼儿的死亡率。所有 HIV 感染的婴幼儿和儿童,无论 WHO 临床分期和

CD4 水平如何,均应启动抗病毒治疗。在发展中国家,在不治疗的情况下,超过一半的 HIV 婴幼儿在 2 岁之前发病或死亡。

101. 什么是吸毒人群的美沙酮维持治疗

美沙酮是一种人工合成的麻醉药品,属于国家严格管制的麻醉药品之一。美沙酮维持治疗是针对海洛因等阿片类毒品依赖者采取的一种替代治疗方法,要求吸毒人员每天到指定地点,在工作人员监督下服用一定剂量的美沙酮,从而减少毒品的使用和相关高危行为的发生。在维持治疗中服用恰当剂量的美沙酮口服液,可有效地抑制阿片类药物的戒断症状,不会使服用者过度镇静和产生快感,副作用很小。

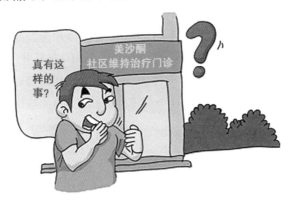

102. 美沙酮维持治疗的意义是什么

(1)为吸毒者提供一种方便、合法、安全、有效的药物来替代毒品。

(2)每天只需要服用一次美沙酮口服液就可以使患者免遭戒断症状的困扰,降低维持治疗者对毒品的渴求。

(3)减少注射毒品的行为,并减少了通过共用注射器传播血源性疾病(特别是艾滋病)的机会。

(4)减少非法药物交易,以及吸毒者的违法犯罪行为。

(5)恢复吸毒人群的社会功能和家庭功能。

(6)与患者保持联系,以便为他们提供防病知识、社会支持、心理辅导,鼓励他们逐渐戒除毒品。

103. 个人预防艾滋病病毒感染的要点有哪些

艾滋病虽然是一种极其危险的传染病,但对个人来讲是可以预防的。预防三要点是:"懂得一点、注意一点、检点一点"。

(1)懂得一点:至少应知道艾滋病的基本知识、传播方式。

(2)注意一点:注意防止艾滋病经血途径的传播。

应做到:不以任何方式吸毒,远离毒品;不与他人共用针头、针管、纱布、药棉等用具;不轻易接受输血和血制品;不去消毒不严格的医疗机构或其他场所打针、拔牙、穿耳孔、文身、文眉、针灸或手术;不玩废旧的针头、输液器等医用垃圾;避免用手直接接触他人血液和伤口;不与他人共用牙刷、牙签、剃须刀及有可能刺破皮肤或黏膜的日常生活用品。

(3)检点一点:防范艾滋病经性途径传播。

洁身自爱、遵守性道德;不搞卖淫、嫖娼等违法活动;发生性行为时,做到正确全程使用安全套;患有性病后应及时、积极、正规治疗。

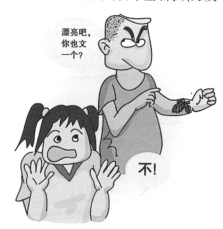

104. 什么叫"恐艾症"

恐艾症也叫艾滋病恐惧症。患者怀疑自己感染了艾滋病病毒，或者非常害怕感染艾滋病，而出现抑郁、焦虑、严重失眠、体重下降和全身不适等反应，有的会频繁地拨打热线电话咨询，或者反复去做艾滋病抗体检测，对阴性结果又持怀疑态度，总认为检测结果不可信，影响正常工作生活。

有一位30多岁的已婚男士在有过不安全性行为后，整天怀疑自己身患艾滋病，到当地卫生部门多次检测结果均为正常，仍不放心，不断打电话到省艾滋病咨询热线，还专程到外地做艾滋病检查。多次阴性的结果并没有让他消除疑虑，他将书上介绍的艾滋病相关病症对号入座，说自己全身痛、发热、无力、出疹等，跑到某传染病医院说："医生，我患了艾滋病，让我住院吧。"

对于这类患有恐艾症的人进行心理治疗是十分必要的。心理医生的帮助会让他渐渐走出艾滋的阴影。当然，要预防恐艾症首先要了解艾滋的相关知识，远离艾滋的高危行为。

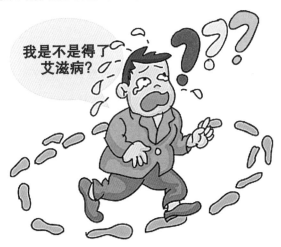

105. 国家防治艾滋病的主要法律法规有哪些

（1）《中华人民共和国传染病防治法》1989年2月21日第七届全国人民代表大会常务委员会第六次会议通过,2004年8月28日第十届全国人民代表大会常务委员会第十一次会议修订。

（2）《艾滋病防治条例》2006年1月18日国务院第122次常务会议通过,自2006年3月1日起施行。

106. 国家为何将艾滋病作为重点传染病预防

习近平总书记曾强调,做好艾滋病防治工作,关系人民生命健康、关系社会和谐稳定,是党和政府义不容辞的责任。各级党委和政府要坚持以人为本、以民为本,以对人民高度负责的精神,切实把艾滋病防治工作抓紧抓好。我国艾滋病已从高危人群向一般人群扩散,如果控制不利将会使艾滋病大面积暴发,而这无论是对于每个中国人,或是整个中华民族都将是致命性的打击,数十年的经济成果将毁在这一小小的病毒上。所以党和国家领导人对艾滋病防治工作均十分重视,将其列为重点传染病加以管理与防治。

107. 艾滋病病毒感染者和艾滋病患者享有哪些权利

艾滋病病毒感染者和艾滋病患者及其家属不受歧视,他们享有公民依法享有的权利和社会福利。不能剥夺艾滋病病毒感染者工作、学习、享受医疗保健和参加社会活动的权利,也不能剥夺其子女入托、入学、就业等权利。

108. 艾滋病病毒感染者和艾滋病患者主要应履行哪些义务

有一位中年男子在得知自己感染艾滋病后,沉浸于自责与愧疚中不能解脱,疾病预防控制中心工作人员提醒其应告知配偶时却被坚决反对,在多次沟通后,他终于认识到这也是自己的义务,携妻子去做检查。不幸的是,他的妻子也已被传染。如果早发现、早采取防护措施,也许悲剧就不会继续,所以艾滋病病毒感染者和艾滋病患者有义务防止再感染他人。

根据《艾滋病防治条例》的规定,艾滋病病毒感染者和艾滋病患者主要应履行的义务有:①接受疾病预防控制机构或者出入境检验检疫机构的流行病学调查和指导;②将感染或者发病的事实及时告知与其有性关系者;③就医时,将感染或者发病的事实如实告知接诊医生;④采取必要的防护措施,防止感染他人。艾滋病病毒感染者和艾滋病患者不得以任何方式故意传播艾滋病,否则将承担法律责任。

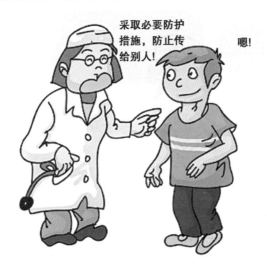

109. 艾滋病感染者及艾滋病患者的隐私权如何保护

《艾滋病防治条例》中明确规定:"未经本人或者监护人同

意,任何单位或者个人不得公开艾滋病病毒感染者、艾滋病病人及其家属的姓名、住址、工作单位、肖像、病史资料以及其他可能推断出其具体身份的信息。"艾滋病感染者和艾滋病患者作为国家的公民和社会的成员,其隐私权同样受到法律的保护,且更应受到关注和保护,以避免对他们及其家庭成员造成不必要的社会心理损害。一旦出现隐私权受到侵犯时可以依法维护自己的权利,如 2006 年,一女性艾滋病患者受邀到武汉某大学做防治艾滋病科普知识讲座,当天武汉某报社刊发了该女士未经任何技术处理的正面照片,并相继引起了多家媒体的转载,给该女士的工作和生活造成了严重的影响。为此,该女士向报社提出抗议,并采取了维权措施。事后,该报社对侵犯艾滋病病毒感染者的隐私权、肖像权事实予以确认,并就此事向她赔礼道歉。

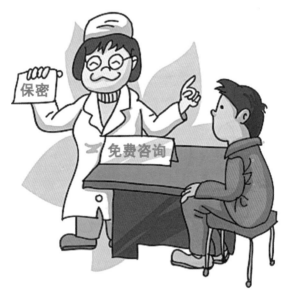

110. 什么是"四免一关怀"政策

"四免"指的是:

(1)对农村居民和城镇未参加基本医疗保险等保障制度的经济困难人员中的艾滋病患者免费提供抗病毒药物;

(2)为自愿接受艾滋病咨询和病毒检测的人员免费提供咨询和初筛检测;

(3)为感染艾滋病病毒的孕妇提供免费母婴阻断药物及婴儿检测试剂;

(4)对艾滋病患者的孤儿免收上学费用。

"一关怀"指的是:将生活困难的艾滋病患者纳入政府救助范围,按照国家有关规定给予必要的生活救济。积极扶持有生产能力的艾滋病病毒感染者和艾滋病患者开展生产活动。避免对艾滋病感染者和患者的歧视。

111. 我国有哪些关爱艾滋病致孤儿童的政策规定

父母一方或双方死于艾滋病的 18 岁以下儿童,称为艾滋病致孤儿童。近年来,我国政府和社会各界越来越重视艾滋病致孤儿童的健康成长问题。《艾滋病防治条例》中明确规定:"生活困难的艾滋病病人遗留的孤儿和感染艾滋病病毒的未成年人接受义务教育的,应当免收杂费、书本费;接受学前教育和高中阶段教育的,应当减免学费等相关费用。"

浙江省首例艾滋病致孤儿童小萍,在其父母相继死于艾滋病后,得到了政府与社会各界的关心,她家被政府纳入了当地最低生活保障范围,学校为其减免了学费,疾病预防控制中心工作人员对其周围人员加大了防艾知识宣传。小萍在全社会的关心下健康地成长。

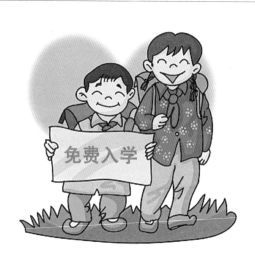

112. "世界艾滋病日"是哪一天

1988年,世界卫生组织(WHO)规定,每年的12月1日为"世界艾滋病日",1996年以后更名为"世界艾滋病宣传运动"。每年12月1日前后,全世界各地围绕艾滋病预防控制的宣传主题,开展形式多样的宣传活动。

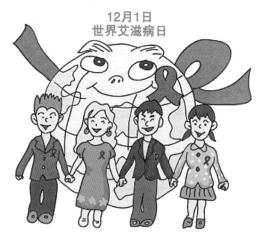

113. 什么是"红丝带"

20世纪80年代末,人们视艾滋病为一种可怕的疾病。美国的一些艺术家们就用红丝带来默默悼念身边死于艾滋病的同伴们。在一次世界艾滋病大会上,艾滋病病毒感染者和艾滋病患者齐声呼吁人们的理解。此时,一条长长的红丝带被抛在会场的上空……支持者将红丝带剪成小段,并用别针将折叠好的红丝带标志别在胸前。

红丝带标志:

象征着我们对艾滋病患者和感染者的关心与支持。

象征着我们对生命的热爱和对和平的渴望。

象征着我们要用"心"来参与预防艾滋病的工作。

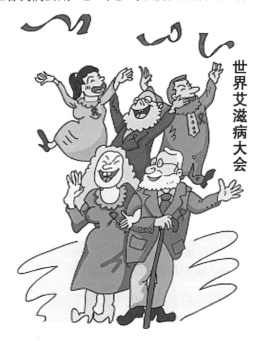

世界艾滋病大会

114. 为什么要关爱艾滋病患者及感染者

同处一片蓝天下,帮助艾滋病患者及感染者也就是帮助我们自己远离艾滋病的威胁。我们相信:关怀是一服良药,关爱能鼓励不幸者面对疾病,面对现在和未来,鼓起生活的勇气和同疾病作斗争的信心。关爱、理解、沟通、信任还可以使艾滋病患者和艾滋病病毒感染者积极接受治疗,负起社会责任,防范再传染给他人。人类的敌人是艾滋病病毒而不是我们的同胞。

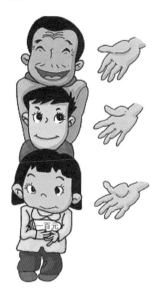

115. 预防艾滋病为什么人人有责

2017 年 12 月 1 日是第三十个世界艾滋病日。中共中央政治局常委、国务院总理李克强日前就加强艾滋病防治工作作出重要批示。批示指出:艾滋病是严重危害人民健康和生命安全的重大疾病,加强防治工作是实施健康中国战略的重要任务。

其实艾滋病离我们并不遥远,其正威胁着每一个人和每一个家庭,影响着社会的发展与稳定,所以预防艾滋病应是全社会共同的责任。政府、社会团体、个人都应当积极参与。

116. 什么是 HIV 职业暴露

HIV 职业暴露是指医疗卫生人员及人民警察在职业工作与 HIV 感染者的血液、组织、体液或 HIV 污染的医疗器械及设备等接触而具有感染 HIV 的危险。2013 年印发的《职业病分类和目录》将"艾滋病（限于医疗卫生人员及人民警察）"纳入"职业性传染病"类别。

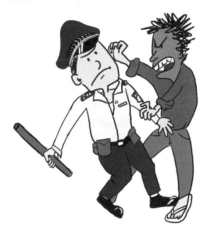

117. 发生职业暴露的途径有哪些

（1）被含有艾滋病病毒血液、体液污染的医疗器械及其他器具刺伤皮肤的。

（2）被艾滋病病毒感染者或患者的血液、体液污染了皮肤或者黏膜的。

（3）被携带艾滋病病毒的生物样本、废弃物污染了皮肤或者黏膜的。

（4）其他因职业活动发生或可能感染艾滋病的。

118. 什么情况不需要暴露后预防

（1）被暴露本身为 HIV 感染者。

（2）暴露源为 HIV 阴性者。

（3）暴露的体液没有感染 HIV 风险：眼泪、没有血迹的唾液、尿液和汗液。

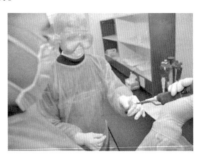

119. 预防用药的时机

经过专业医务人员对感染风险进行评估后，对于具有潜在 HIV 感染风险的人员应在暴露后尽快（2 小时以内）开始预防性治疗，最好不要超过 72 小时。如果在此时间内无法获得药物，即使超过 72 小时后也要将药物提供给暴露者，但是动物研究显示预防效果会下降。推荐服药疗程为 4 周。

120. 中国遏制与防治艾滋病行动目标是什么

中国遏制与防治艾滋病行动计划的目标是最大限度发现感染者和患者，有效控制性传播，持续减少注射吸毒传播、输血传播和母婴传播，进一步降低病死率，逐步提高感染者和患者的生存质量，不断减少社会歧视，将我国艾滋病疫情继续控制在低流行水平。

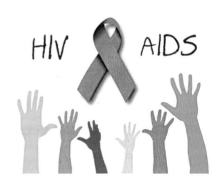